卵巣や子宮の手術・がん治療を
受けるみなさまへ

手術後の性機能・性生活 Q&A

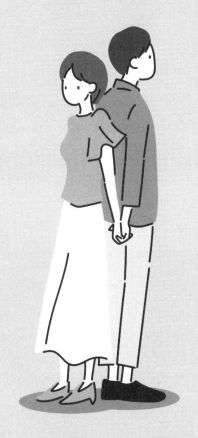

大阪国際がんセンター婦人科
部長・医学博士
馬淵誠士

せせらぎ出版

はじめに

卵巣や子宮は、女性ホルモンの分泌・月経・妊娠・出産に関わる「女性にとって特別な臓器」です。また、パートナーとの性生活（Sexual intimacy）は、暮らしの大切な要素です。子宮や卵巣は性機能に直接的に関与するため、手術を受けるにあたって、不安にならない女性はいません。

筆者らが行った調査によると、卵巣や子宮の手術を受ける女性の多くは、手術後の性機能や性生活についてさまざまな疑問や不安を抱いています[1]。手術前に知りたいと思っていても、デリケートな問題なので主治医や看護師に相談するのをためらい、親しい知人に聞いたり、インターネットを頼る人がほとんどです。しかし、それでは十分な情報を得ることができません。一方で、主治医や看護師の側も、性機能や性生活に関する話題は避けがちで、また情報自体も不足しているため、正しい情報が十分に提供できていないようです。

そういった現状の改善を目指し、卵巣や子宮の手術を受ける女性とそのパートナー、そしてケアに関わる医療者に向けて、本書を用意しました。婦人科腫瘍手術・がん治療を専門とする医師の立場から、病気・手術が心身に及ぼす影響、術後の性機能や性生活に関する情報をわかりやすく説明しています。術後の生活をより安全で快適なものにするために、ぜひ、参考にしてください。

2023年5月1日

大阪国際がんセンター婦人科
部長・医学博士　馬淵 誠士

もくじ

第1章

基本的な知識

1 卵巣・子宮・性ホルモンとは

卵巣は卵子を育み、性ホルモンをつくる臓器で、左右に1つずつあります。卵巣から分泌される性ホルモンの大部分は女性ホルモン（エストロゲンとプロゲステロン）ですが、男性ホルモン（テストステロン）も一部含まれます。

女性ホルモンの分泌は、脳（間脳と下垂体）からの指令によって調節されています。過度の疲労やストレスがあるとこの指令系がうまく働かず、女性ホルモンの分泌が減少する可能性があります。

子宮は西洋なしを逆さにしたような形をした臓器で、体部と頸部からなり、鶏卵くらいの大きさです。子宮頸部の中でも、腟に突出している部分を子宮腟部と呼びます。

子宮は、卵巣からの女性ホルモンの刺激を受けて月経を起こし、胎児を育みます。子宮は「女性のシンボル」と思われがちですが、女性ホルモンをつくるのは子宮ではなく卵巣です。

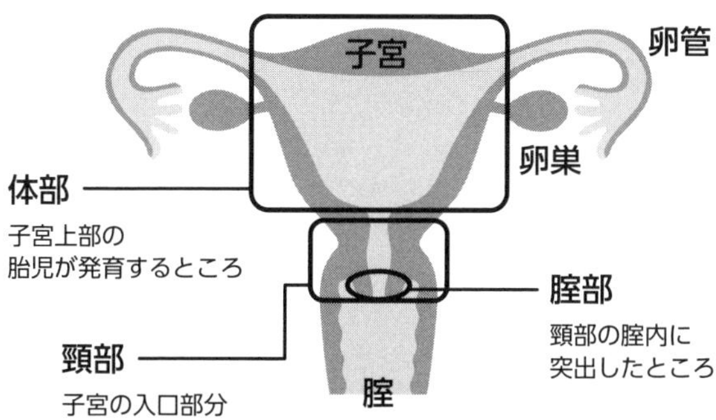

2 腟と腟分泌液

腟とは、子宮から体外に通じる管のことです。腟の壁の厚みと弾力性は、女性ホルモン（エストロゲン）の分泌量に比例します。若い女性は女性ホルモンがたくさん分泌されているので、腟の壁は厚く弾力性に富みますが、更年期以降は徐々に腟の壁が薄くなり、弾力性も低下するため、性交痛や出血の原因になったりします。

子宮頸部や腟の壁にある腺組織から分泌される滑からな液体は「腟分泌液」とよばれ、性器を潤わせて傷つくのを防いだり、腟を清潔に保つ働きがあります。腟分泌液の量や質は女性ホルモンの種類や量に左右され、月経周期の時期によっても異なります。たとえば、排卵日前後には粘りのある腟分泌液が増えます。また、閉経に近づくと女性ホルモンが低下するため、腟分泌液の量は減少します。

性的に興奮すると、腟分泌液がたくさん分泌されるため、腟の摩擦が減り、痛みのない性交渉ができます。このときの腟分泌液は平時のものと少し異なり、主に腟の入口付近にあるバルトリン腺や、尿道口の左右にあるスキニー腺から分泌されます。平時の腟分泌液と同じく女性ホルモンの影響を受けるため、閉経に近づくと分泌量は減少していきます。

3 性機能障害

子宮や卵巣は、「性」にとって重要な臓器であり、術後は、多くの場合一時的ですが、性機能が障害されます。

女性の性機能障害は、以下の４つに分類されます[2]。手術やがん治療がどのタイプの性機能障害を引き起こすかは、手術の種類や個人差によりますが、どのタイプの障害も起こる可能性があります。

・性欲障害

性欲障害には、性的欲求低下障害と性的嫌悪障害があります。性的欲求低下障害とは、性交渉への関心がなくなり、する気が起こらなくなる障害です。性的嫌悪障害とは、性的な行為全般に対して激しい嫌悪感や不快感を抱いてしまう障害のことです。

・性的興奮障害

性的な刺激を受けても興奮しなくなったり、通常の身体的な反応が起こらなくなったりする障害です。身体的な反応とは、乳房の張り、膣の潤い、陰唇・陰核のふくらみなどです。

・オーガズム障害

性的刺激を受けて感情が高ぶり興奮しているにもかかわらず、オーガズムに達することができない障害です。

・性的疼痛障害

性交渉のたびに痛みが起こる障害です。器質性と機能性の２種類があります。器質性の痛みは臓器の炎症や腫瘍などのできもの、また、手術などによって生じます。機能性の痛みは臓器に問題がないのに生じるもので、心理的・精神的な原因が多いとされています。

第2章

卵巣を摘出する方へ

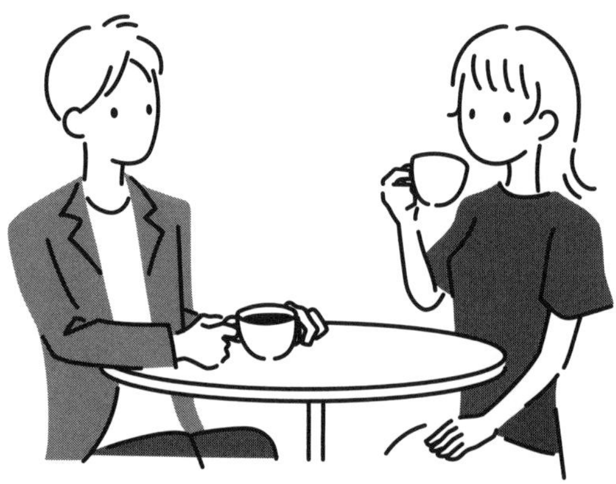

1 卵巣を摘出する手術とは

卵巣の摘出術は、主に良性または悪性の卵巣腫瘍に対して行われます。

手術の種類には、左右どちらかの卵巣を摘出する片側卵巣摘出術と、２つとも摘出する両側卵巣摘出術があります。どちらの手術になるかは、病状や年齢によって決まります。比較的若くて良性疾患の場合は片側卵巣摘出術、50代半ば以上の場合や悪性疾患の場合は両側卵巣摘出術が多いです。

また、卵巣を摘出する際には、卵管も同時に切除する場合が多く、これを付属器摘出術と呼びます。どの手術も図のようなラインで行うので、子宮や腟は傷つけません。

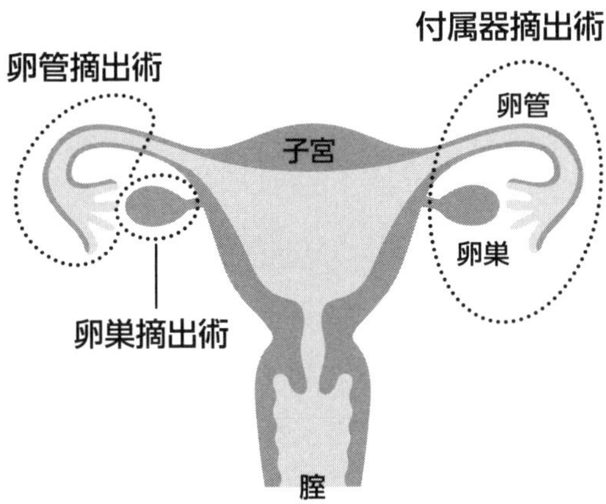

❷ 卵巣摘出の影響

卵巣は、性ホルモン（女性ホルモンと男性ホルモンの両方）をつくり、女性の若さと活力、そして健康を保つ働きをしています。卵巣を摘出すると、性ホルモンの量が減少し、体調が変化する可能性があります。

また性ホルモンは、腟分泌液をつくるのを促したり、性欲にも関係しているので、卵巣を摘出すると、性機能や性生活にも何らかの影響が現れる可能性があります。以下に詳しく説明します。

なお、卵巣のみを摘出した場合と、卵巣と同時に子宮を摘出した場合では、性機能や性生活への影響は異なります。子宮を同時に摘出した方は「第３章」もご覧ください。また、悪性腫瘍（がん）の手術を受ける女性は「第６章」もご覧ください。

1. 心身への影響

Q 身体にどんな影響がありますか？

卵巣の摘出手術は、決して小さな手術ではありません。下腹部の皮膚だけでなく、体内にも傷ができ、術後数週間はその周囲が痛みます。一時的ですが体力も低下します。また卵巣から分泌されていた性ホルモンが減少し、それに伴う症状が出現する可能性もあります。次に詳しく説明します。

Q 卵巣を摘出すると、いわゆる“更年期症状”が起こりますか？

卵巣を摘出する個数と、手術時の年齢によります。

比較的若い女性が片側の卵巣のみを摘出した場合、残った卵巣が代わりに性ホルモンを分泌するので、性ホルモンの量に大きな変化はなく、更年期の諸症状は起こりません。卵巣機能が衰えつつある女性が片側卵巣を摘出した場合、もう一方の卵巣に余力がなく、次の両側卵巣摘出と同じような影響が出ることがあります。

比較的若い、特に閉経前の女性が両側の卵巣を摘出すると、卵巣から分泌されていた性ホルモンがなくなります。その結果、月経がなくなるだけでなく、体調にも何らかの変化（更年期の諸症状）が起こる可能性があります。閉経してから一定の年数が経っている場合は、性ホルモンが低下した状態に体が慣れていることが多く、両側の卵巣を摘出しても体調への影響はほとんどありません。

Q　精神的な影響も大きいのですか？

どんな手術でも、回復期は「順調に治るかな？」と不安になったり、ストレスを感じたりします。特に卵巣は、女性にとって大切な臓器です。女性の象徴だと考える方もいるかもしれません。納得した上で手術を受けたとしても、喪失感は大きく、深く落ち込んでしまう人もいます。なかには「パートナーに女性と見てもらえないのではないか？」と心配したり、「自分は価値のない人間だ」と思ったり、孤独感を抱いてしまうこともあります。しかし、そんなことはまったくありません。人としての尊厳や価値、女性らしさは決して変わらないので、自信をもってください。多くの場合、精神的な影響は徐々に回復していきます。

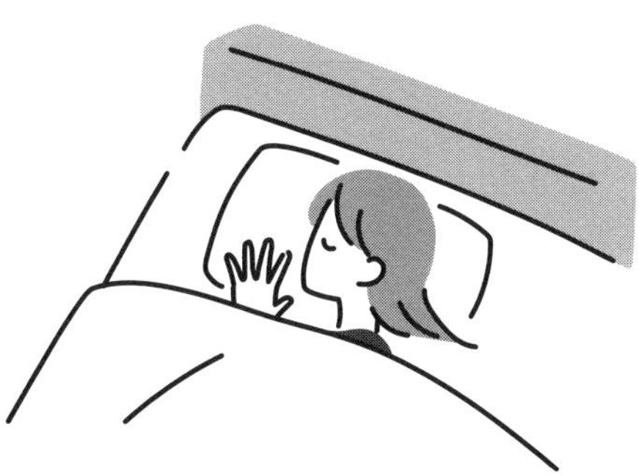

2. 性機能・性生活への影響

Q 卵巣をとると、性交渉はできなくなるのですか？

そんなことはありません。卵巣の手術では、性器に直接触れる子宮や腟を傷つけないので、性交渉はできます。ただし、傷が癒えて体力が戻り、精神的ダメージから回復するまでの間は性的な興味や欲求自体が低下します。

Q 片側の卵巣のみを摘出した場合、性機能や性生活に影響が出ますか？

比較的若年の場合、残った卵巣が代わりに性ホルモンを分泌するので、大きな変化はありません。傷が癒えて精神的ダメージから回復すれば、手術前と同様に性生活を送ることができます。卵巣機能が衰えつつある年代の場合、残った卵巣に余力がなく、次の両側卵巣摘出と同じような影響が出ることがあります。

Q 両側の卵巣を摘出した場合、性機能や性生活に影響が出ますか？

閉経してから一定の年数が経っている場合は、女性ホルモンの低下した状態に体が慣れているので、性機能や性生活への影響はほとんどありません[3]。

一方、閉経前の女性の場合、卵巣から分泌されていた女性ホルモンや男性ホルモンがなくなるので、性機能や性生活に影響が出る可能性があります。

卵巣から分泌されるテストステロン（男性ホルモン）が減少すると、性欲が低下する可能性があります（第８章参照）。性欲の低下を治療する方法に、テストステロンの補充療法がありますが、日本では保険が適用されず、一般的な治療になっていません。

エストロゲン（女性ホルモン）の減少が、性欲を低下させるかどうかは不明です。しかし、エストロゲンが低下すると、腟分泌液が減少し、腟内やその周囲が乾燥気味になります。さらに腟の壁が萎縮して薄くなるため、性交渉の際、痛みや不快感が生じる場合もあります。これらは性生活にはマイナス材料になります（コラム１参照）。手術がきっかけでそうなると苛立たしく思うかもしれませんが、実はこれらの症状は、手術をしていない女性でも閉経を迎えると経験することです。

Q　性交渉のときの感覚は変化しますか？

陰核、腟、乳房、子宮は、卵巣摘出で切除される場所から離れているので、直接的な影響はありません。性感自体は変化せず、オーガズムは可能です。

Q　パートナーの感覚は変わりますか？

性器に直接触れる子宮や腟は摘出しないので、男性の感覚は変化しません。

Q　性交渉のとき、避妊は必要なくなりますか？

両側の卵巣を摘出した場合、あるいは片側卵巣と子宮を同時に摘出した場合には、妊娠する可能性はなくなるため、避妊は不要になります。

Q　手術の方法によって性生活への影響は変わりますか？

卵巣摘出の方法には、開腹術と内視鏡手術の２種類があり、どちらの方法になるかは、病状や腫瘍の大きさによって決まります。開腹術と内視鏡手術の違いが、術後の性生活にどんな影響を及ぼすかは、まだよくわかっていません。開腹術のほうが傷が大きく、痛みが消えるのに時間がかかったり、大きな傷跡が残るので精神的ダメージも大きくなる可能性がありますが、長期的な目で見ると、性生活への影響には大きな差はないと思われます。

Q　卵巣摘出の後に化学療法（抗がん剤治療）を受ける予定です。性機能や性生活への影響は大きくなりますか？

術後に化学療法を受ける場合は、手術のみで終わる場合とは異なる影響があります。「第６章」に詳しく説明しています。

3 術後の性生活で注意すること

1. 術後２～３週間は性交渉を避けましょう。

卵巣の摘出手術では、性器に直接触れる子宮や腟を傷つけることはありません。しかし、卵巣と子宮の間の靱帯を切除するので、手術直後に腟や子宮の周囲に力が加わると、手術で切除した箇所から出血する可能性があります。また、術後の早い時期に性交渉を行うと、痛みや不快感が生じることもあります。痛みや不快感は性交渉への集中を妨げるだけでなく、恐怖感が生まれ、その後の性生活に支障をきたす可能性があります。２～３週間は性交渉を避けるのが無難です。体だけでなく、精神的な健康が回復していることを確認するのも大事です。

2. ゆっくり、無理せず始めてください。

術後の初めての性交渉は、やはり怖いものです。体に無理がかからないよう、パートナーに「ゆっくり、やさしく」と伝えるようにしましょう。徐々に慣らしていくことが大切です。

3. 心地よい体位を見つけてください。

卵巣の摘出手術は、子宮や腟は傷つけませんが、その近くを切除します。そのため傷が癒えた後でも、性交渉の際、以前と違う感じや不快感をもつ方はいます。また、肌が触れ合うとき、傷跡に違和感を覚えることもあります。そんなときは、いろいろな体位を試してみましょう。痛みや不快感をあまり生じない体位があるかもしれません。

4. 潤滑液も考えてみましょう。

両側の卵巣を摘出すると女性ホルモンが減り、膣分泌液が減少するため、性交渉の際に痛みや不快感が生じることがあります。前戯にかける時間を増やして潤いを促すのも一つですが、それでも十分でないと感じたら、市販の潤滑液を使ってみてください。
（参照：https://www.jfpa.or.jp/luve-jelly/）

5. ホルモン補充療法も考えてみましょう。

女性ホルモンの補充療法は、更年期症状の改善に広く使用されています。膣分泌液が増えるだけでなく、膣の萎縮を予防し、抑うつ的な気分が改善される可能性もあります。これらは総合的にプラスに働き、性生活への関心が高まる可能性もあります（コラム１参照）。主治医に相談してみましょう。

コラム1

両側卵巣摘出の影響とおよび
女性ホルモン補充療法の効果について

閉経前に両側の卵巣を切除した女性を対象とした研究を２つ紹介します。１つ目は、手術の影響を１年後に評価したオーストラリアの研究です。女性ホルモンを補充しなかったグループでは、膣分泌液の減少、オーガズムの減少、性交渉のときの痛みを訴える女性が増加していました。一方、ホルモン補充療法を受けた女性には、これらの症状は観察されませんでした[4]。この結果は、閉経前の両側卵巣切除が短期的に性機能や性生活の質を低下させることを示すと同時に、その予防にホルモン補充療法が有効であることを示しています。

２つ目は、手術の影響を15年後に評価したオランダの研究です。手術前と比べて、15年後のほうが膣の乾燥感や性交渉中の何らかの不快感を覚える女性が増加していましたが、性交渉の回数や満足度は低下していませんでした[5]。閉経前の両側卵巣切除は、長期的には性機能や性生活の質に大きな影響を及ぼさないと考えられます。

第3章

子宮を摘出する方へ

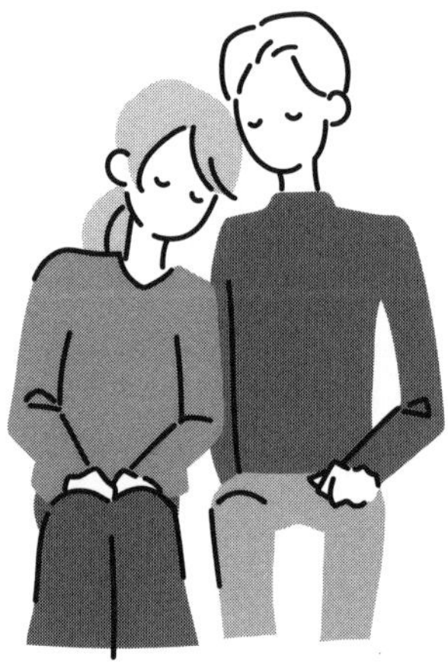

1 子宮を摘出する手術とは

子宮の摘出術は、主に子宮筋腫や子宮腺筋症などの良性疾患または子宮頸がんや子宮体がんなどの悪性腫瘍に対して行われます。

子宮を摘出する手術には、主に２つの種類があります。

・単純子宮全摘出術

主に良性疾患や子宮体がんに対して実施されます。

図のように腟が少し切除されます。

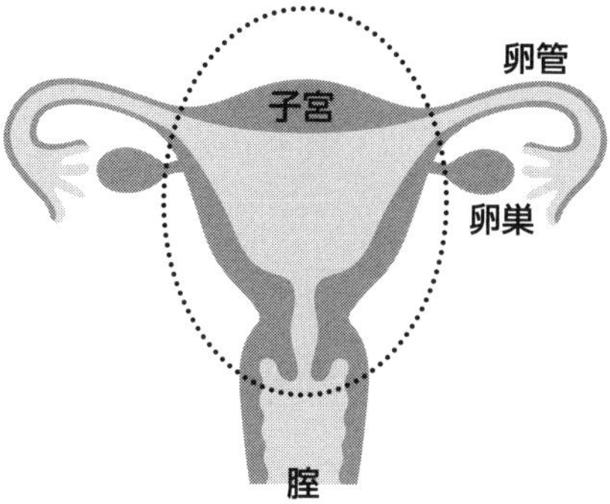

・広汎子宮全摘出術

主に子宮頸がんに対して実施されます。

広汎子宮全摘のほうが腟を長く切除するため、術後の腟は単純子宮全摘よりも短くなります。

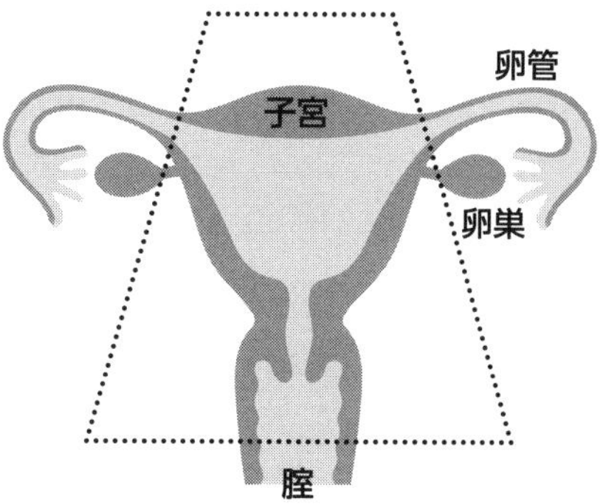

2 子宮摘出の影響

子宮は女性ホルモンの刺激を受けて、月経を起こし、胎児を育む臓器で、性交渉にも直接的に関わります。これを摘出する手術は、心身そして性機能・性生活に影響を及ぼす可能性があります。

なお、子宮のみを摘出する場合と、子宮と同時に卵巣を摘出する場合とでは、影響は異なります。卵巣を同時に摘出した方は、「第２章」もご覧ください。また、悪性腫瘍（がん）の手術を受ける女性は、「第６章」もご覧ください。

1. 心身への影響

Q 身体にどんな影響がありますか？

子宮摘出は、比較的大きな手術です。下腹部の皮膚と体内、そして腟に傷ができ、一時的に体力も低下します。術後数週間は、傷の周囲が痛み、腟からの出血もあります。

Q どのような精神的影響がありますか？

手術の種類に関係なく、回復期は「順調に治るかな？」と不安になったり、ストレスを感じたりします。また、「子宮は女性の象徴」と考える女性は多く、納得した上で手術を受けたとしても、子宮が摘出されてしまったという喪失感は大きいでしょう。精神的な健康が回復するのに一定の時間が必要です。

Q ホルモンバランスが崩れると聞きますが、本当ですか？

それは間違いです。子宮から性ホルモンは分泌されません。性ホルモンは主に卵巣から分泌されるので、卵巣を摘出しないかぎり、性ホルモンのバランスは崩れません。ただし、強いストレスがある場合は、一時的に、卵巣からの性ホルモンの分泌が減少する可能性があります（第1章、第8章参照）。

Q 月経に影響はありますか？

子宮を摘出すると、月経はなくなります。月経がなくなったことに、寂しさを感じる方もいるかもしれません。しかし、子宮を摘出する女性の多くは、子宮の病気のせいで重い生理痛、過多月経、頻回の病院受診などに悩まされていたと思います。ですから、手術して「生理痛から解放されてラクになった」、「がんのリスクが下がって安心した」、「病気の心配がなくなった」、「生理を気にせず旅行できる」とプラスにとらえる方もたくさんいます。

2. 性機能・性生活への影響

Q 子宮をとると、性交渉はできなくなるのですか？

「子宮をとると膣が切られるから、性交渉ができなくなってしまう」と思うかもしれませんが、そんなことはありません。性交渉は可能です。

Q 膣が短くなると聞きますが……性交渉に不都合はありませんか？

単純子宮全摘の場合は、膣は1cmも切除されないので、残った膣は性交渉を行うのに問題のない長さです。しかし、少し膣が短くなっていることや、膣の周囲を切除していることもあり、性交渉の際、痛みや不快感を覚える可能性があります。しかし、多くは一時的です。

広汎子宮全摘出術の場合は、腟が少なくとも数cm短くなっていますので、性交渉時に女性側も男性側も手術前よりも浅く感じるかもしれません。不安な方は手術で腟をどれくらい切除したか、性交渉に支障をきたさないかを主治医に確認しましょう。

余談になりますが、性交渉を繰り返していると、子宮摘出で短くなった腟が少し伸びると言われています。逆に、長く性交渉を行わないでいると、腟の弾力性が若干低下してしまうので、これまでどおりの頻度で性交渉を行うことをおすすめします。

Q 子宮がなくなると、性機能や性生活にどんな影響が出ますか？具体的に教えてください。

子宮から出ていた腟分泌液がなくなるため、日常の潤いはいくらか減少するかもしれません。しかし、性的に興奮したときの腟分泌液は、主にバルトリン腺やスキニー腺から分泌されるので、子宮を摘出した影響をあまり受けません（第１章参照）。ただし、子宮と一緒に両側の卵巣を摘出した場合は、性交渉の際に腟分泌液の減少を感じる可能性があります（第２章参照）。

子宮筋腫や子宮腺筋症など良性疾患の患者さんの中には、手術前から性交渉中に何らかの痛みや不快感があったり、性交渉自体を控えていた方がいるはずです。そういう女性は、子宮を摘出することによって心配事がなくなり、性的な欲求や性交渉の回数がむしろ増すと報告されています。あくまで海外からの報告ですが、「コラム２」をご参照ください。

Q 性欲に変化はありますか？

どんな手術であっても、傷が癒えて体力が戻り、精神的ダメージから回復するまでの間は性欲が減退します。しかし、子宮は性ホルモンを分泌しないため、長期的な視点で見ると、子宮を摘出すること自体は性欲を低下させません[6]。むしろ、子宮の摘出後に性欲や性的な活動が増すことがあるようです（コラム２参照）。

ただし、同時に両側の卵巣を摘出した場合は、性ホルモンが減少し、性欲が低下する可能性があります（第２章参照）。

Q 性交渉時の感覚は変わりますか？

子宮頸部（特に子宮腟部）は敏感な場所です。個人差はありますが、性交渉のときに押されることで心地よさを感じると言われています。また、性的な興奮が高まると、骨盤の筋肉に加えて子宮も収縮し、オーガズムに達するとされています。

もともと子宮頸部への刺激や子宮の収縮を心地よいと感じていたのであれば、術後は一時的にオーガズムに達しにくくなるかもしれません。しかし、手術の影響を受けていない乳房、腟、陰核、陰唇などへの刺激により、オーガズムに至ることができます（コラム２参照）。

Q パートナーの感覚は変わりますか？

腟は少し短くなりますが、腟の弾力や周囲の筋組織の収縮力は変わらないため、ほとんどの場合、男性側の感覚は変化しません。良性の子宮疾患に対して単純子宮全摘術を受けた女性のパートナーを対象にした研究では、「子宮摘出の前後で、性交渉時の心地よさや満足感は変わらなかった」と報告されています[7]。

ただし、広汎子宮全摘術で腟がかなり短くなった場合は、感覚が変わる可能性があります。

Q 性交渉のとき、避妊は必要なくなりますか？

子宮を摘出すると避妊の必要はなくなります。

Q 手術の方法によって性生活への影響は変わりますか？

子宮の摘出方法には、開腹手術、腟式手術、内視鏡手術の３つがあり、病状や腫瘍の大きさによって、最適な方法が選択されます。開腹手術は傷が大きく、痛みが消えるのに時間がかかったり、精神的ダメージも大きくなる可能性があります。しかし、手術の方法の違いが、術後の性生活にどんな影響を及ぼすかは、まだよくわかっていません。長期的な目で見ると、性生活への影響には大きな差はないと思われます。

Q 子宮全摘の後に放射線治療または化学療法を受ける予定です。性機能や性生活への影響は大きくなりますか？

術後に放射線治療や化学療法を受ける場合は、手術のみで終わる場合とは異なる影響があります。「第６章」に詳しく説明しています。

コラム2

子宮摘出が
性機能や性生活に与える影響について

子宮筋腫や子宮腺筋症などの良性疾患で子宮を摘出した女性を対象に、米国のメリーランド大学が行った研究を紹介します[8]。対象となったのは、35〜49歳の女性1,101人です。手術前と手術の１年後を比較すると、１年後のほうが、性交痛を感じる女性が減少していました。また、術前より１年後のほうが、性欲、性交渉の回数、オーガズム経験率が増加していました。不安や性交痛の原因となっていた子宮の病気が解決し、精神的・肉体的なストレスから解放されたことが原因と推測されます。あくまで米国人の調査ではありますが、手術直後の回復期を乗り切れば、質の高い性生活が待っているといえるでしょう。

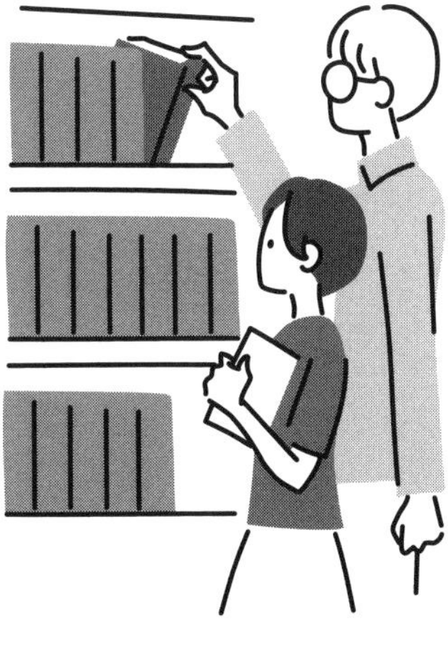

3 術後の性生活で注意すること

1. 最低でも術後６週間は性交渉を避けましょう。

腟を切除した部分の感染を避け、治癒を促すために、術後６週間は腟内に何も入れてはいけません。指やタンポンはもちろん、シャワーの水も入らないように気をつけてください[9]。

性交渉の早すぎる再開は、腟の端の縫い合わせているところを刺激し、痛みや出血を引き起こす可能性があります。ひどい場合には、腟の縫い合わせが完全に切れて、小腸が出てきてしまうケースも報告されています。内視鏡手術は、開腹手術より性交渉後の腟断端の離開が起こりやすいと言われていますので[10]、特に注意が必要です。

欧米では、術後６週間で性交渉の再開が許可されるようですが[9]、日本では、特に内視鏡手術の後は、術後約３ヵ月以上経過してから性交渉の再開を許可することが多いです[11]。早めに性交渉を再開したい場合は、主治医に確認しましょう。

2. ゆっくり無理せず始めてください。

男性は頭で理解していても、激しい性交渉をしがちです。術後６週～３ヵ月経過したとしても、いきなり以前と同じような激しさで性交渉を行うと、痛みを感じたり、腟の端が裂けてしまうこともあります。パートナーに「ゆっくり、やさしく」と伝えましょう。

3. 性交渉前の準備を考えてみましょう。

術後の初めての性交渉は、やはり怖いものです。性交渉を試みる前に、何らかの準備行為をしてみると、恐怖心がやわらぐかもしれません。「膣に何かが入ること」に体を慣らすため、自分の指で試してみてもよいでしょう。

少し自信が出てきたら、パートナーに同じことをしてもらうとよいと思います。パートナーは「痛むのではないか？」「ケガをさせないだろうか？」と心配しているはずなので、「どこまでだったら大丈夫か」を共有することは大切です。

4. 心地よい体位を見つけてください。

手術の傷が癒えた後も、性交渉の際に「以前と違う」と感じる方はいます。何となく違う感じ、痛み、不快感などさまざまです。また、お腹の傷も不快感の原因になることがあります。

このような場合、性交渉を控えるのではなく、違う体位を試すのがよいでしょう。痛みや不快感があまり生じない体位があるかもしれません。個人差はあると思いますが、「男性が後ろ、女性が前の横臥位」は、深い挿入を避けられるので、痛みや不快感が少ないようです。

第4章

子宮頸部を円錐切除する方へ

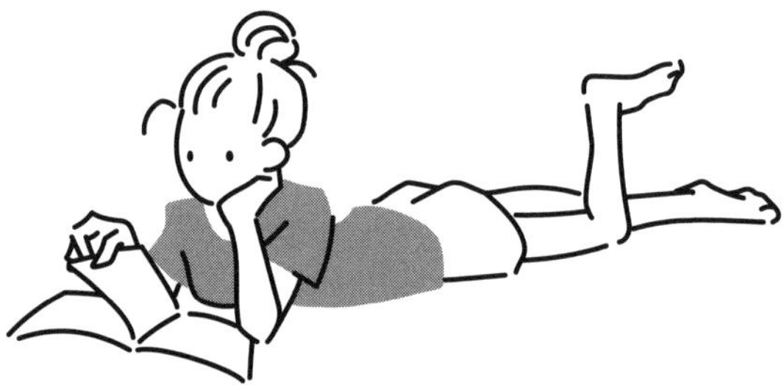

1 子宮頸部の円錐切除術とは

円錐切除術は、右図のように子宮頸部を円錐状に切り取る手術で、主に子宮頸部高度異形成（CIN 3とも呼ばれる子宮頸部の前がん病変）の治療として行われます。

子宮頸部の大部分と、子宮体部は温存されます。この手術はお腹を切らず腟から行います。

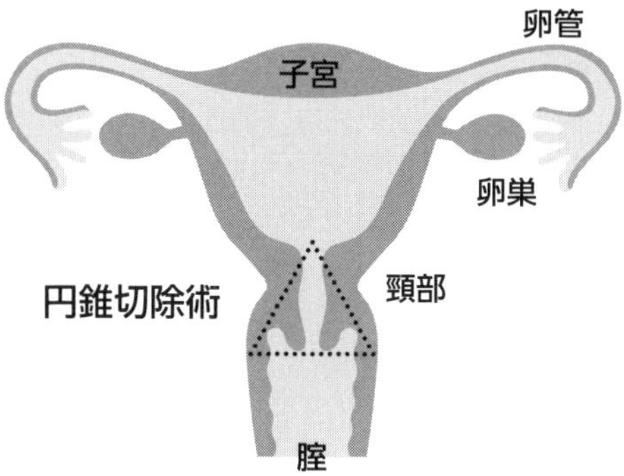

2 円錐切除の影響

1. 心身への影響

Q 身体にどんな影響がありますか？

子宮の大部分が温存され、お腹に傷ができないので、身体への負担は少ないと思われがちですが、必ずしもそうではありません。必ず経験するのが子宮の傷からの出血です。術後、最初の約２週間は赤色の出血があり、次第に褐色から黄色へと変化し、約１ヵ月後に白色に戻ります。次に多いのは腹痛です。約１ヵ月は子宮頸部の周囲に炎症が起こっているので、その周囲に腹痛や月経痛のような痛みが生じますが、傷が癒えるにつれ収まってきます。また、子宮頸部を切除することで、腟分泌液が少し減少したり、将来的に流産・早産のリスクが増加する可能性があります。

Q 精神的な影響も大きいのですか？

子宮頸部高度異形成（前がん状態）という診断がもたらす精神的な影響は大きいことがわかっています。また、若い女性の場合、円錐切除術は、流産や早産のリスクを上昇させる可能性があるため、心配はさらに大きくなります。子宮を女性の象徴と考える方の場合、その一部が切除されたことへの喪失感もあるでしょう。適応するのに一定の時間が必要です。

2. 性機能・性生活への影響

Q 性機能や性生活にマイナスの影響はありますか？

傷が癒え精神的な健康が回復するまでの間は、性生活に対する興味は低下します（コラム３参照）。

子宮頸部（特に子宮腟部）は敏感な場所です。性交渉のとき、この部位への刺激を心地よく感じていたのであれば、切除後は感覚が少し変化します。心地よさではなく痛みを感じる場合もあるでしょう[12]。一時的にオーガズムに達しにくくなるかもしれませんが、徐々に回復していきます。

腟分泌液の一部は子宮頸部でつくられます。そのため、この部位を切除すると、平時の腟分泌液が少し減少する可能性があります[12]。しかし、手術の影響をまったく受けていない乳房、陰核、腟、陰唇などへの刺激によって性的な興奮が高まれば、バルトリン腺やスキニー腺からの分泌液が増加し、オーガズムに至ることも十分に可能です（第1章、第

８章参照）。実際、複数の研究において、円錐切除の前後で、性機能や性生活に大きな変化がないと報告されています（コラム３参照）。

Q　パートナーの感覚は変わりますか？

子宮頸部は性器に直接触れるところですが、切除される部位はごくわずかなので、男性側の感覚は変わりません。

Q　性交渉を再開することで病気が再発しませんか？

子宮頸部高度異形成（CIN３）は、ヒトパピローマウイルスが主な原因であり、これは性交渉で感染することがわかっています。診断を受けて、パートナーに不信感を抱く女性もいるでしょう。しかし、このウイルスは、性経験のある女性であれば50%以上が生涯で一度は感染するとされている、ごく一般的なものです。また、性交渉を再開することで子宮頸部異形成が再発するといったデータもありませんので、過度な心配は不要です。しかし、不安な方は、コンドームを使用するのがいいでしょう。性交渉を避ける必要はありません。

コラム3

円錐切除の精神面・性機能・性生活への影響について

子宮頸部高度異形成（CIN 3）に対する円錐切除術を受けた女性を対象に、イスラエルで行われた調査を紹介します。調査に協力した女性は55名で、その約半数が、性機能や性生活に関する悩み（興味の喪失・性欲の低下を含む）や心配を感じ、これは手術前から手術の６ヵ月後時点まで続いていました[13]。

また、146人の女性を対象に、セルビアで行われた調査では、円錐切除術から２年経過した時点でも、約30％の女性が性交渉への興味や性欲が低下していました[14]。ヒトパピローマウイルスに対する不安や、前がん状態という診断がもたらす精神的なダメージが大きいことを示す結果といえます。

イスラエルの研究では、術後の性機能・性生活の実際についても調査されていますが、円錐切除の前後で、性交渉の質や満足度に大きな変化はありませんでした[13]。つまり、「前がん病変」という診断は大きなショックであり、性交渉への不安や興味の低下を引き起こす可能性がありますが、円錐切除自体は、性機能・性生活に大きな影響を与えないということです。

3 術後の性生活で注意すること

1. 術後４週間は性交渉を避けましょう。

円錐切除術では、性器に直接的に触れる部位（主に子宮腟部）を切除します。手術直後に傷の周囲に力を加えると、痛みや不快感が生じるだけでなく、大出血してしまう可能性があります。傷が癒えるまでは性交渉を避けてください。傷は一般的には約４週間で癒えますが、人によっては６週間ほどかかることもあります。早めに性交渉を再開したい場合は、主治医に確認しましょう。

2. ゆっくり、無理せず始めてください。

傷が癒えるだけでなく、精神的な健康が回復していることが性交渉を再開する条件です。術後の初めての性交渉は、やはり怖いと思います。パートナーに不安な気持ちを打ち明けるとともに、「ゆっくり、やさしく」と伝えましょう。

第5章

術後の性生活を充実させるために

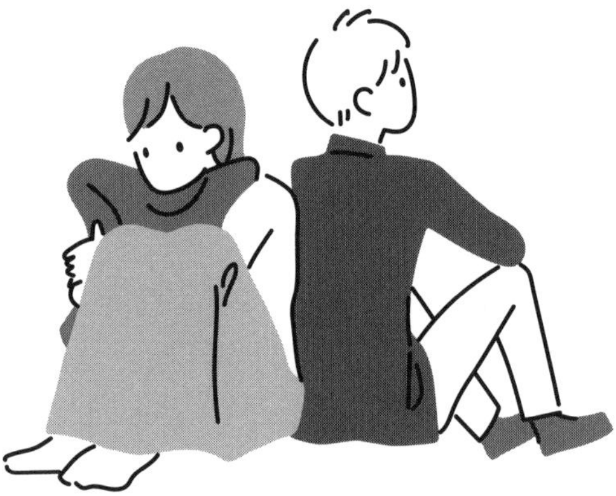

術後のさまざまな症状や変化を知って、ゆううつな気持ちになった方もいるかもしれません。しかし、性機能や性生活の質が必ずしも損なわれるわけではありません。考え方と工夫次第で、前よりも生活を充実させることもできます。

1. 女性らしさは変わりません。自信を持ちましょう。

卵巣や子宮を失ったことや、お腹に大きな傷跡が残ったことはショックかもしれません。しかし、女性としての尊厳や価値は、決して手術前と変わりませんし、女性らしさが失われたわけでもありません。適応するのに時間がかかるかもしれませんが、自信をもってください。

2. 日々の暮らしを見直して、ストレスを減らしましょう。

毎日のペースに無理がないか、よく眠れているか、適度に運動をしているか、健康的な食事をしているか、悩みをパートナーに打ち明けているかなど、暮らし全体を見直してみましょう。疲労がたまりにくい日中の性交渉を考えてもいいかもしれません。

3. 手術のプラス面にも目を向けてみましょう。

卵巣や子宮の手術は、病気を治して健康に生きていくために行ったものです。まずは、手術を無事に終え、大切な命がつながったことを喜んでください。手術前に悩まされていた出血・月経痛・過多月経などの症状から解放され、心も軽くなったでしょう。子宮や両側卵巣を摘出された方は、避妊する必要がなくなります。

4. パートナーとよく話し合いましょう。

性生活は、男女どちらか一方の欲求を満たすためのものではありません。お互いに望むことを素直に伝え、理解し合うことが大切です。「今はただ触れ合っていたい」と思うなら、その気持ちをパートナーに話して理解してもらいましょう。性交渉のときに痛みや苦痛があるなら、我慢せず相手に伝えてください。今あなたがどんなシーンを望んでいるのか、どこが心地よいのか、どんなふうに触れてほしいのか、心地よい体位はどれかなどを分析してみましょう。さらに、そうしたことをパートナーに伝えられるようになると、性生活がより充実するはずです。

5. 前のパターンにこだわらない。

性交渉の体位は、その時々で体に負担がかからないよう工夫しましょう。お腹の傷を見せたくなかったら着衣やガードルで隠す、心地よいと感じていた場所が摘出されたのなら別の場所の刺激を試すなど、術後の体に合う方法はいろいろあります。手術前のパターンにこだわらず、パートナーと一緒に新しい性生活を見つけてください。

6. 性生活は人それぞれです。

術後の性生活では「挿入はあってもよいが、それにはこだわらない」という考え方も重要です。性生活には、手を握る、やさしく相手に触れる、抱きしめる、寄り添って寝るといった行為も含まれます。肌が触れ合い、相手の体温を感じることで、愛情を感じ穏やかになれると言われています。あせらず、お互いがリラックスできる性生活を見つけていきましょう。

7. ムードづくりも大切です。

性的な衝動には五感からの刺激が深く関与します（第8章参照）。雰囲気のよいホテルに泊まってみたり、自宅でアロマを焚いてみたり、部屋の明るさを工夫したりしてムードを出すなど、いろいろな工夫をしてみましょう。

8. 術後の性交渉は、病気の再発の原因にはなりません。

「術後に性交渉を行うと、病気が再発するのではないか？」と、心配する女性は少なくありません。子宮頸部高度異形成や子宮頸がんの原因とされるヒトパピローマウイルスは性交渉で感染すると聞いて、不安に思う人もいるでしょう。でも安心してください。術後の性交渉が、子宮や卵巣の病気（良性・悪性を問わず）の再発を助長することはありません。

9. 医師や看護師に相談しましょう。

術後の女性の大多数は、性生活について何らかの悩みを抱えています。しかし、実際に医療者に相談する女性は少数です[1]。心配なことがあれば、主治医や看護師に相談してみてください。術後の性生活を快適にするためのヒントをくれるはずです。

10. じっくり相談したい場合は、セックスカウンセラーへ。

日本性科学会は「性に関する不安や悩みに対し、カウンセリング技法や各種相談過程を通して、広く性相談にかかわる者」として、セックスカウンセラーを認定しています。じっくり相談したい方は、下記の学会HPから探してみてください。

＊日本性科学会ホームページ　https://sexology.jp/

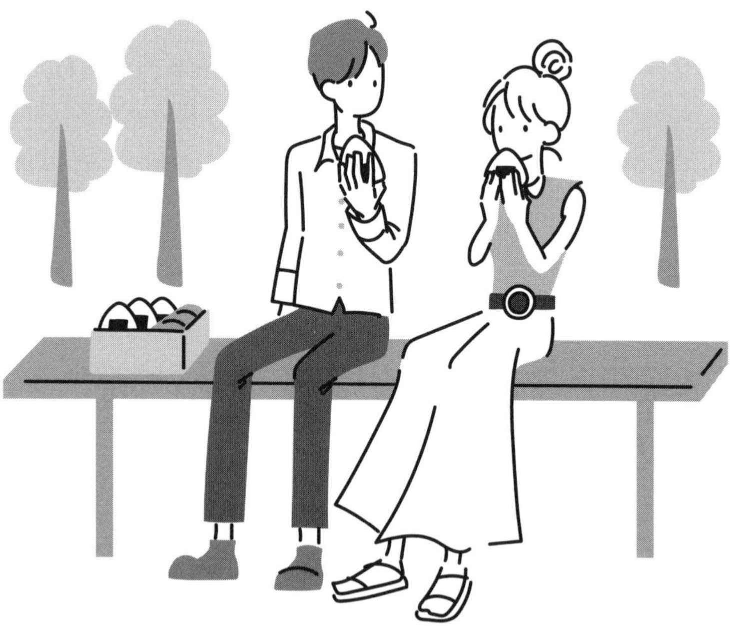

第6章

がんの診断・治療の影響

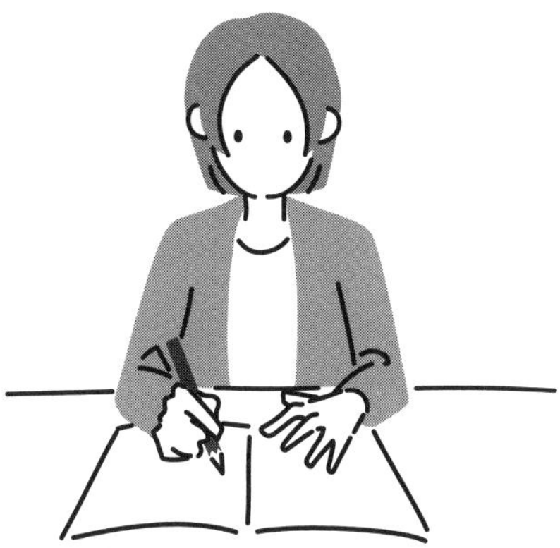

がんは、「取れば治る」という単純な病気ではなく、手術の後に放射線治療や化学療法を追加したり、治療後も５年以上にわたって慎重に経過を観察します。また、診断そのものがもたらす精神的ダメージも非常に大きいため、性機能や性生活に与える影響も良性疾患の場合と大きく異なります。治療を開始する前に、がんの診断・治療の影響を詳しく知っておきましょう。

1 がんの診断がもたらす影響

Q がんの診断は精神的にどんな影響を及ぼしますか?

がん患者さんは、診断を受けたその日から、完治するまでの間、さまざまな困難に直面します。

まず患者さんは、大変な思いをしながら「がん」を受け入れていきます。多くの場合、以下のプロセスを経るとされています。

①否定

ショックのあまり診断結果を認めようとせず、「何かの間違いでは?」と否定します。

②怒り

「なぜ自分だけが……」という怒りや悲しみを経験します。

③ 抑うつ

がんが現実であることを悟り、絶望したりゆううつな気分になります。

④受容

気持ちが少しずつ落ち着き、がんを受け入れます。普段の自分を取り戻し、がんに立ち向かおうと前向きに動き出します。

がんを受け入れた後も、治療の選択肢や副作用のこと、家族の生活のこと、仕事のこと、そして治療費を含めた経済的なことなど悩みはつきません。過去の報告では、がん患者さん（婦人科がんを含む）の30％以上が抑うつ状態にあることが報告されています[15]。気分の落ち込みが激しい、食欲がない、眠れない、無気力などの状態が続く場合は、精神科や心療内科を受診することをおすすめします。

Q がんの診断は性生活にも影響しますか？

過度なストレスがある状況では、性生活への興味が湧かないのが普通です（第8章参照）。また、がんの診断・治療後に、性生活に対する考え方自体が変化し、長期にわたって気持ちが向かないこともあります。

たとえば、子宮頸がんの場合、ヒトパピローマウイルスが主な原因であることを知って、性交渉に嫌悪感や恐怖感を持つようになったり、病気の再発を心配して性交渉の再開を躊躇う女性は少なくありません。日本で行われたアンケート調査では、広汎子宮全摘術を受けた子宮頸がん患者さんのうち、約６割が術後２年以上経過しても、一度も性交渉を行っていませんでした。また、単純子宮全摘術を受けた女性でも、約４割が「一度も性交渉を行っていない」と回答していました[16]。

Q がんの診断後の性交渉は、がんを進行・再発させませんか？

「がんの診断・治療を受けた後に性交渉を行うと、がんが進行・再発するのではないか？」と、心配する女性は少なくありません。でも安心してください。性交渉が、子宮や卵巣のがんを進行させたり、再発を助長することは決してありません。

2 がん治療がもたらす影響

婦人科がんの治療は、手術、化学療法、放射線治療の３種類に分けられます。化学療法（抗がん剤治療）や放射線治療は、臓器の形態を温存することができ、手術に比べて体の負担が少ない治療法です。しかし、手術の後に化学療法や放射線治療を行う場合は、手術のみの場合より、肉体的・精神的負担が大きくなり、治療中や治療後の性機能・性生活にも影響します。

1. 術後の化学療法の影響

婦人科の領域では、主に子宮体がんや卵巣がんの術後治療として実施されます。

Q 心身にどんな影響がありますか？
性機能や性生活にも影響しますか？

化学療法中は、吐き気や倦怠感だけでなく、免疫力の低下やボディイメージの変化（全身の脱毛や爪の変色・変形）が起こります。これらは精神的に大きな影響を与えるため、多くの場合、性的な興味や欲求自体が低下します（コラム４参照）。また、抗がん剤によっては卵巣機能が低下し、女性ホルモンが減少する場合もあります[17]。その場合は、両側卵巣摘出時のように、性欲が低下したり、腟分泌液の減少や腟の萎縮によって性交痛が生じたりします（第２章参照）。

卵巣への影響の程度は抗がん剤の種類、投与期間や量、投与時の年齢によって異なります[17]。婦人科で通常使用されている抗がん剤は、あまり卵巣機能に影響しないとされ、一時的に卵巣機能が低下しても、治療が終了すると3～4ヵ月で機能が回復することが多いです。心配な場合は、主治医に確認しましょう。

Q 性交渉はできなくなるのですか？

そんなことはありません。腟の形態は温存されますので、性交渉は可能です。ただし、女性ホルモンが減り、腟分泌液が減少している場合は、市販の潤滑液が必要になるかもしれません。

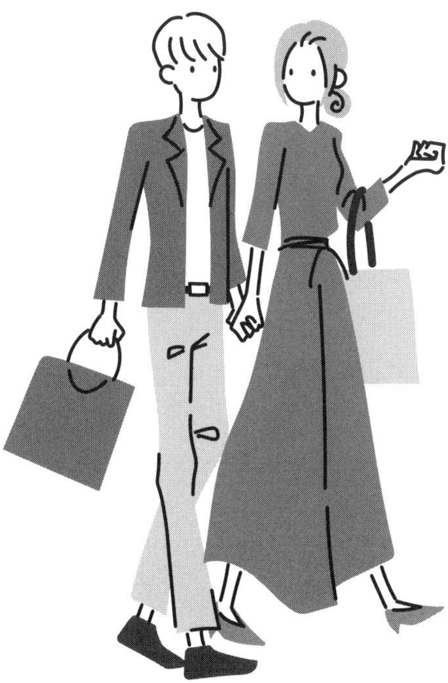

Q　性交渉はいつから再開できますか？

手術のときと異なり、化学療法中も性交渉は可能です。しかし、以下の点に留意する必要があります[18]。

- 抗がん剤が膣分泌液に移行する“可能性”があります。しかし、どの抗がん剤が、どの程度、またどれぐらいの期間移行するかはわかっていません。パートナーが抗がん剤に暴露しないよう、抗がん剤の投与後７日間はコンドームを使用するのが無難です。
- 白血球（好中球）や血小板が減少している時期（抗がん剤投与７～14日後）は性交渉を避けましょう。感染や出血の原因になります。
- 副作用で膣粘膜に炎症があるとき（非常に稀ですが）は性交渉を避けましょう。痛みや感染の原因になります。
- 抗がん剤は胎児に影響する可能性があるので、治療中は避妊が必要です（抗がん剤治療から６ヵ月程度あければ胎児への影響を心配する必要はないといわれています）。

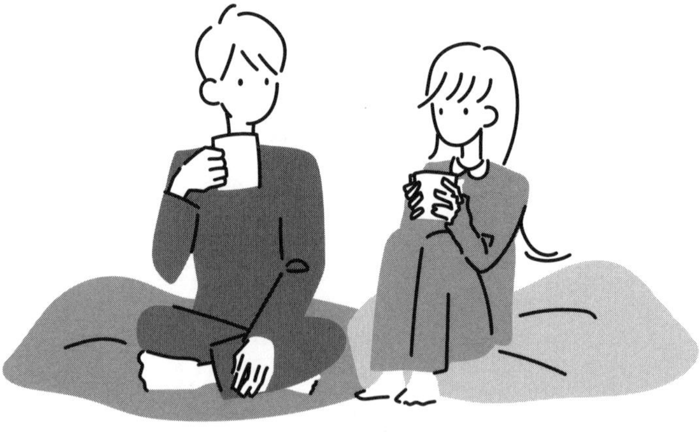

コラム4

化学療法が性機能・性生活に与える影響について

婦人科がんに対する化学療法中の女性に対して実施された調査を紹介します。18歳以上の米国人女性97人を対象とした調査ですが、約75%の女性が「化学療法中に性交渉をまったく行っていない」と答えていました。性交渉を行わない理由として最も多かったのは「性生活への興味の低下」で、次は「体調の問題」でした。また、約70%の女性が自身の性機能の低下を感じており、具体的な症状は「膣の乾燥感」が最多でした。しかし、67%の女性が「将来的には性的に活発になりたい」と答えていました[19]。

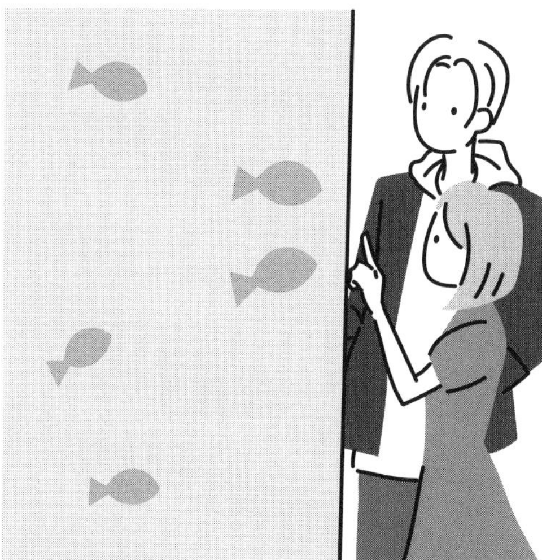

2. 術後の放射線治療の影響

婦人科の領域では、主に子宮頸がんの術後治療として実施されます。通常は骨盤の領域に照射されます。

Q 心身にどんな影響がありますか？
性機能や性生活にも影響しますか？

放射線治療の副作用として、疲労感、気分不良、下痢、膀胱炎また照射部位の痛みなどが出現します。また、領域内の臓器（下記）とその周囲にも症状が出現します。

・卵巣

卵巣を含む照射の場合、卵巣機能が不可逆的に低下し、両側卵巣摘出と同様の状態になります。性ホルモンが減少しますので、性欲が減退するだけでなく、腟分泌液の減少や腟の萎縮も起こります（第２章参照）。

・腟

放射線治療による腟粘膜の炎症は、不快感や軽度の痛み、そして腟壁の癒着の原因となります。また、徐々に線維化が起こるため、腟は弾力性を失います。腟壁の癒着と線維化は、腟の短縮や狭小化を引き起こし、性交痛の原因となります[20]。広汎子宮全摘術で腟が短くなっている場合には、放射線治療でさらに腟が短縮する可能性があるため、性交渉の際に満足感が低下するかもしれません。

・皮膚

放射線は皮膚に炎症を誘発し、痛み（ヒリヒリした感じ）、黒ずみ、硬化を引き起こします。また、陰毛の脱毛も起こる可能性があるので、ボディイメージが少し変化します。

これらの症状やボディイメージの変化は、性生活にマイナスの影響を及ぼします。

Q 放射線をあてると、性交渉はできなくなるのですか？

そんなことはありません。腟の形態は温存されますので、性交渉は可能です。ただし、腟が高度に狭窄または短縮した場合は例外です。また、狭窄の程度が軽くても、腟分泌液が減少している場合は、市販の潤滑液が必要になるかもしれません。

Q 性交渉はいつから再開できますか？

手術のときと異なり、特に決まりはありません。腟の癒着・狭小化を防ぐためには、なるべく早期から性交渉を再開するのがいいでしょう。ただし、出血や痛みがないこと、精神的な健康が回復していることが条件です。性交渉をためらう場合や、パートナーがいない場合は、腟の癒着や狭小化を防ぐために、ダイレーターと呼ばれる器具を使用するのも一つです[20]。ダイレーターは、プラスチックなどでできた円柱状の医療器具で、腟を広げるものです（https://sexology.jp/dilator-html/）。使用を希望する場合は主治医に相談してください。

第7章

パートナーに知ってほしい10のこと

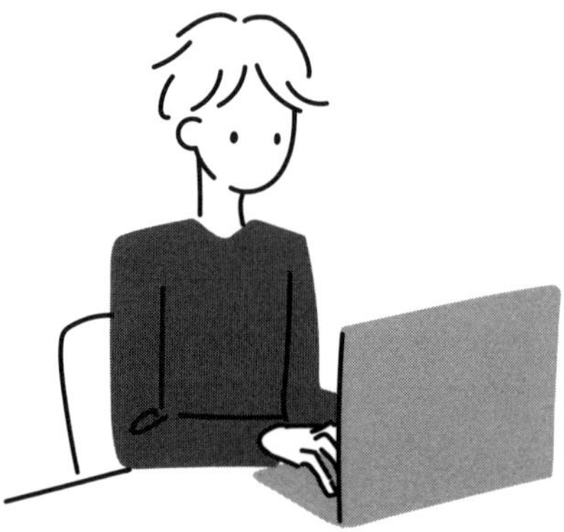

彼女の手術は、パートナーにとっても大きな出来事です。しかし、異性のあなたにとって、卵巣や子宮の手術の影響を想像するのは難しいと思います。また、術後の性機能や性生活について、医師から情報をもらう機会がなかったかもしれません。

あなたは、

「彼女はもう性交渉ができなくなるのでは？」

「彼女は性交渉に興味がなくなるのではないか？」

「性交渉はあまり気持ちよくないのでは？」など、不安を感じているかもしれません。また、彼女を前にして、性交渉を考えること自体を不謹慎と感じているかもしれません。

確かに、手術を受けた女性は、ほぼ全員が一時的には性器の機能、感覚、性欲が低下します。しかし、少し時間はかかりますが、性生活に対する興味や体の機能や感覚は元に戻っていきます。術後の性生活をスムーズに再開するためのヒントをご紹介します。

1. どんな手術を受けるのか、正確に把握しましょう。

卵巣や子宮の手術は女性の心身に大きく影響します。その程度は病気や手術の種類によって違うので、彼女がどんな病気なのか、どんな手術を受けるのか、また術後の追加治療があるのかを正確に把握しましょう。特に彼女が「がん」を患っているのなら、治療の内容も心身への影響も複雑です（第６章参照）。「婦人科の病気だから立ち入ってはいけない」と女性任せにするのは、やさしさではありません。可能なら、本書をすべて読み理解してください。

2. 手術が心身に及ぼす影響を理解しましょう。

お腹に残った大きな傷跡や傷周辺の痛み、性ホルモンの低下や腟の長さの変化、女性特有の臓器を失ったことによる精神的なダメージなど、手術にはさまざまな影響があります。卵巣や子宮は女性にとって大切な臓器で、術後の喪失感や孤立感は男性の想像をはるかに超えています。

「パートナーは女性として見てくれているだろうか？」と不安になり、中には「別れたほうがよいのでは？」と考える女性さえいます。「回復が遅いのではないか？」「外見は変化してないか？」「調子悪そうに見えないか？」「周りに気を遣わせていないか？」など、悩みはつきません。精神的なストレスは、性的な興味や衝動も抑制します（第８章参照）。

3. さりげなく気遣い、愛情を伝えましょう。

親や友人や同僚は、あえて手術の話題を避けたり、気を遣いすぎて、逆に彼女を疲れさせているかもしれません。パートナーならではのさりげない気遣いで、思いやりのある言葉をかけ、元気づけてあげることが大事です。まずは、彼女が大切な人であること、手術前と変わらず女性らしいことを伝えてください。そして、「顔色がよくなったね」「元気になってきたね」と、気づいたことを素直に言葉にしましょう。

4. 回復までの期間は、リラックスさせてあげましょう。

術後の女性は、「早く元気にならなくては」「周囲に迷惑をかけてはいけない」と、気を張りがちです。こうした緊張感が続くと精神的なストレスがたまり、体調や性欲の回復にも影響します。いつもより早めに帰宅し、率先して家事を行うことはもちろん、休日には無理のない範囲で外食などに連れ出し、彼女が心身ともにリラックスできるよう配慮しましょう。

5. 少なくとも術直後は性生活に関する興味が低下します。

手術を受けた女性は、ほぼ全員が一時的には性器の機能、感覚、性欲が低下します（第８章参照）。しかし多くの場合、少し時間はかかりますが、性生活に対する興味や感覚、体の機能は元に戻っていきます。がんに対する術後治療が必要な場合は、例外です（第６章参照）。また、子宮頸部高度異形成や子宮頸がんの患者さんでは、ヒトパピローマウイルスが原因であることを知って、性交渉に嫌悪感を持つようになったり、病気の再発を心配して性交渉の再開をためらう場合もあります。

6. 一定の期間、性交渉を控えてください。

「傷が癒え、精神的な健康が回復するまで待つ」が基本です。手術の種類別に簡単に説明します。

子宮を摘出した場合、腟の端は糸で縫われた状態になっています。この部分は、術後６週間は出血しやすく、感染もしやすいので、腟内に絶対に何も入れてはいけません。欧米では、術後６週間で性交渉の再開が許可されますが[9]、日本では、それより遅い時期を推奨する傾向があります。特に内視鏡手術の後は、「性交渉は術後約３ヵ月が過ぎてから」と指導することが多いようです[11]。

卵巣を摘出した場合は２〜３週間、円錐切除の場合は少なくとも４週間、性交渉を控えましょう。がんに対する術後治療が必要な場合は、さらに注意が必要です（第６章参照）。

7. しばらくは「ゆっくり、やさしく」を心がけましょう。

子宮を摘出した場合、激しい性交渉は、腟の端を刺激し、痛みを生じさせるだけでなく、出血させる可能性があります。ひどい場合には、腟の端の縫い合わせが完全に切れて、小腸が出てしまうケースも報告されています。内視鏡手術は、開腹手術より性交渉後の腟断端の離開が起こりやすいので[10]、特に注意が必要です。性交渉を再開するときは、やさしい行為から始めるよう心がけてください。卵巣摘出や子宮頸部の円錐切除の場合も同様です。

8. 術後の変化を受けとめ、新たな方法を探りましょう。

手術によって、女性の体は若干変化しています。腟の長さが変わる場合もありますし、敏感な子宮頸部が摘出されている場合もあります。両側の卵巣を摘出すれば、性ホルモンが低下するため、性欲も低下し、潤いが減少します。オーガズムに至りにくいと悩むこともあるでしょう。しかし、性生活を送れない体になったわけではありません。手術の影響を受けていないところがうまく刺激されれば、これまでのように心地よさを感じ、オーガズムに達することも可能です。

また、手術前と術後で、彼女が心地よいと感じる体位が違うかもしれません。そんなときは、手術前のパターンにこだわらず、心地よい体位を探してみましょう。個人差はあると思いますが、「男性が後ろ、女性が前の横臥位」は、深い挿入を避けられるので、痛みや不快感が少ないようです。

9. 男性側の感覚はほとんど変わりません。

手術を行っても、腟の弾力や周囲の筋組織の収縮力は変わらないので、男性の感覚は手術前とほとんど同じで心地よいはずです。実際、子宮の摘出手術を受けた女性とそのパートナーを対象にしたアンケート調査では、ほとんどの男性は「術後も満足感は変わらない」と回答していました[7]。

ただし、広汎子宮全摘術を受けた場合は例外です。この手術では、腟を最低でも2 cmは切除します。また術後に放射線治療を行えば、腟がさらに短くなる可能性がありますので、性的な満足感は若干低下するかもしれません（第6章参照）。

10. 性生活について話し合いましょう。

傷が癒え、精神的なダメージから回復したからといって、性交渉の再開を急いではいけません。彼女が今どんな性交渉を希望しているのか、どこが心地よいのか、触れられて痛む場所はないかなど、よく聞いて彼女のペースで進めましょう。パートナーのあなたからも自分の希望を伝えましょう。

以前は、性交渉が終わったらすぐに寝てしまっていたかもしれませんが、しばらくは大事な時期と考えて、性交渉の後の時間も大切にしましょう。痛みがなかったか、どんな感じだったか、次はどうしたら心地よいと思うかなどを話し合いながら、心地よい性生活を見つけてください。

第8章

参考

性的興奮はどのようにして起こるのか？

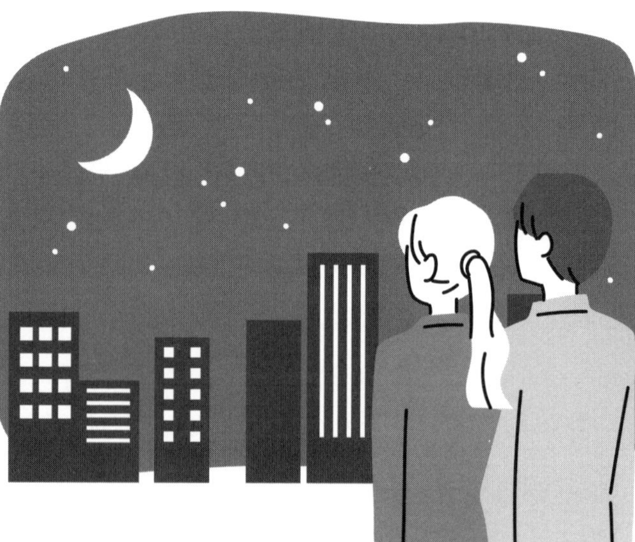

1 性的興奮の４つのステージ

ヒトの性的興奮は４つのステージに分けられるとされています[21]。

①興奮開始期

性的な刺激に伴い、性器への血流が増加し、乳頭の勃起、性器の潤い、陰核の肥大が起こります。

②安定期（興奮持続期）

性的な刺激が続いた場合、①の興奮状態がさらに高まり、心拍数や体温の上昇、呼吸数の増加、筋肉の緊張なども起こります。

③オーガズム期（興奮絶頂期）

性的興奮の高まりに伴って、性器・尿道・肛門を取り囲む骨盤筋群がリズミカルに収縮するとともに、全身に強い性的快感が広がります。

④興奮消退期

通常の状態に戻ります。

オーガズムに達するには、持続的に刺激されることに加え、感覚を性的刺激に集中させることも重要です。他のことを考えていると、①または②の途中で止まってしまいます。その理由を次に説明します。

2 性的興奮を引き起こす外的刺激と性中枢

・外的刺激

外的刺激とは、視覚・聴覚・嗅覚・触覚・味覚などの五感からの刺激です。性的興奮の４つのステージは、外的刺激によって進みます。

オーガズムに至るには、性器への効果的な刺激が最も重要ですが、オーガズムのきっかけとなる場所は人によって異なります。陰核や腟がきっかけとなる場合が多いようですが、子宮（とくに子宮腟部）、陰唇、乳房もオーガズムに関係しています。

オーガズムに必要な刺激

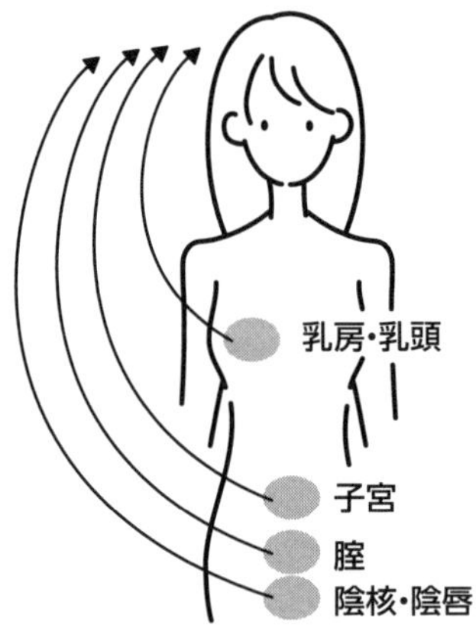

これらの場所は、神経が集積した非常に敏感な場所ですが、単に直接的に刺激を受けただけでオーガズムに至る女性は少ないとされます。前もって脳が性的に興奮した状態で、一定の時間、刺激を受け続けることが必要です。また性器の潤いが多いほど、これらの部位への刺激はより心地よくなるとされています。

・性中枢

五感から受け取った情報は大脳に集積され、そこで性的な想像（興奮）が始まります。そして、この興奮が間脳の性中枢とよばれる場所に伝達されます。

性中枢は、性的な興奮を生み出したり、抑制したりしています。外的刺激が、大脳→間脳（性中枢）→副交感神経→性器の順に性的興奮となってうまく伝達されると、血液が性器周辺に集まり、陰核や乳頭の勃起が促されるとともに、膣分泌物が増えて性器が潤されます。逆に、この経路のどこかに障害が起こると、性的な興奮が生じない、もしくは興奮状態が持続せず、性交渉がうまくいきません。

性的興奮のメカニズム

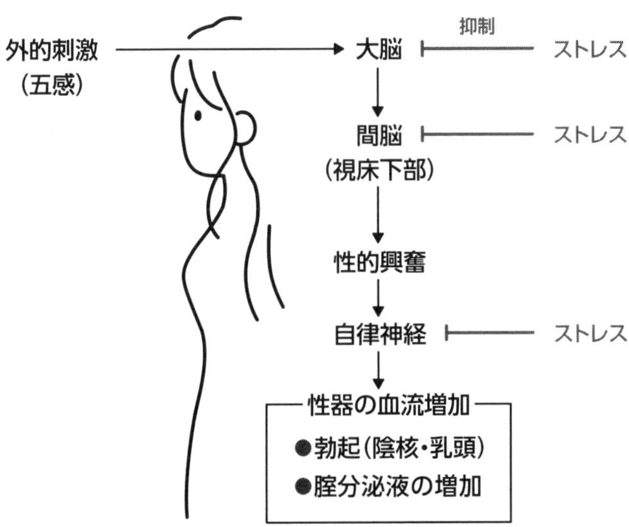

3 性衝動（興奮）に影響を及ぼすもの

・性ホルモン

性ホルモンは性中枢に作用し、性衝動を刺激します。主に性欲を刺激するのはテストステロン（男性ホルモン）です。テストステロンは、少量ですが卵巣からも分泌されていて、女性の性欲を刺激します。卵巣からたくさん分泌されているエストロゲン（女性ホルモン）が性欲を刺激するかについては、刺激するという研究成果と、刺激しないという研究成果の両方が報告されていて結論は出ていません。卵巣から分泌されるプロゲステロン（女性ホルモン）は、性欲を低下させるといわれています[22]。

・ストレス・疲労・悩み・痛み

性衝動は、精神の健康状態に大きく影響されます。また、オーガズムに至るためには、性交渉中に外的刺激の心地よさに集中し続けることが必要です。

ストレスや悩みを抱えた状態では、外的な刺激が脳に伝わっても、性的な興奮に至らないことがあります。いくつかのメカニズムが考えられます。

１つ目は大脳や性中枢への影響です。ストレスや悩みを抱えた状態では、性的な外的刺激が大脳に伝えられても、集中できずに悩み事にかき消されてしまったり、性中枢に伝えられても、性的興奮が起こらず、逆に抑制されてしまう場合もあります。たとえば「パートナーに触れる」「パートナーに触れられる」という外的刺激があったのに、興奮にまで至らなかったというような状況です。

２つ目は自律神経への影響です。自律神経は交感神経と副交感神経の２種類があり、前者は体を戦闘モードに、後者はリラックスモードにもっていく働きをしています。一般に、外で仕事をするような場面では交感神経が優位な状態になっています。しかし、性交渉のときには、リラックスモード、つまり副交感神経が優位な状態でなければなりません。副交感神経が性器への血流を増加させ、腟の潤いや陰核・乳頭の勃起を促すからです。過度な疲労や睡眠不足、また強いストレスや痛みがあると、副交感神経への切り替えがうまくいかず、交感神経が優位な状態が続くので、性交渉がうまくいきません。過去の報告では、抑うつ状態にある女性の40〜50％に性衝動の減退が観察されています[23]。

３つ目はストレスが性ホルモンに与える影響です。過度のストレスは性ホルモンの分泌を抑制する可能性があります[24]。

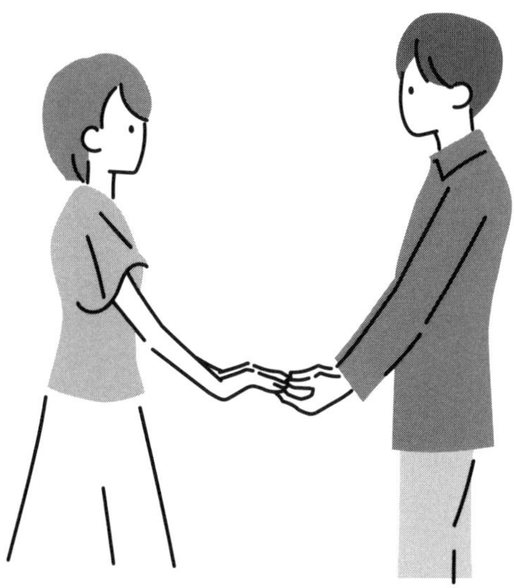

文献リスト

1 研究報告書：　馬淵誠士．子宮頸がんサバイバーのSexualityに関する実態調査と性生活の維持および質の向上を目的としたパンフレットの開発
https://www.fpcr.or.jp/pdf/survivor_support/r02/mabuti.pdf

2 Basson R, Berman J, Burnett A, Derogatis L, Ferguson D, Fourcroy J, Goldstein I, Graziottin A, Heiman J, Laan E, Leiblum S, Padma-Nathan H, Rosen R, Segraves K, Segraves RT, Shabsigh R, Sipski M, Wagner G, Whipple B. Report of the international consensus development conference on female sexual dysfunction: definitions and classifications. J Urol. 2000;163:888-93.

3 Erekson EA, Martin DK, Zhu K, Ciarleglio MM, Patel DA, Guess MK, Ratner ES. Sexual function in older women after oophorectomy. Obstet Gynecol. 2012;120:833-42.

4 Islam RM, Davis SR, Bell RJ, Tejada-Berges T, Wrede CD, Domchek SM, Meiser B, Kirk J, Krejany EO, Hickey M. A prospective controlled study of sexual function and sexually related personal distress up to 12 months after premenopausal risk-reducing bilateral salpingo-oophorectomy. Menopause. 2021;28:748-755.

5 Terra L, Beekman MJ, Engelhardt EG, Heemskerk-Gerritsen BAM, van Beurden M, Roeters van Lennep JE, van Doorn HC, de Hullu JA, Van Dorst EBL, Mom CH, Slangen BFM, Gaarenstroom KN, van der Kolk LE, Collée JM, Wevers MR, Ausems MGEM, Van Engelen K, van de Beek I, Berger LPV, van Asperen CJ, Gomez Garcia EB, Maas AHEM, Hooning MJ, Aaronson NK, Mourits MJE, van Leeuwen FE. Sexual functioning more than 15 years after premenopausal risk-reducing salpingo-oophorectomy. Am J Obstet Gynecol. 2023;228:440.e1-440.e20.

6 Kazemi F, Alimoradi Z, Tavakolian S. Effect of Hysterectomy due to Benign Diseases on Female Sexual Function: A Systematic Review and Meta-analysis. J Minim Invasive Gynecol. 2022;29:476-488.

7 Lonnée-Hoffmann RA, et al. Sexual experience of partners after hysterectomy, comparing subtotal with total abdominal hysterectomy. Acta Obstet Gynecol Scand. 2006;85:1389-94.

8 Rhodes JC, Kjerulff KH, Langenberg PW, Guzinski GM. Hysterectomy and sexual functioning. JAMA. 1999;282:1934-41.

9 The American College of Obstetricians and Gynecologists
http://www.acog.org

10 Uccella S, Ceccaroni M, Cromi A, Malzoni M, Berretta R, De Iaco P, Roviglione G, Bogani G, Minelli L, Ghezzi F. Vaginal cuff dehiscence in a series of 12,398 hysterectomies: effect of different types of colpotomy and vaginal closure. Obstet Gynecol. 2012;120:516-23.

11 婦人科がんサバイバーのヘルスケアガイドブック（診断と治療社）

12 Litman EA, Cigna ST. Female Sexual Dysfunction in Women After Treatment of Cervical Dysplasia. Sex Med Rev. 2022;10:360-366.

13 Sparić R, Papoutsis D, Kadija S, Stefanović R, Antonakou A, Nejković L, Kesić V. Psychosexual outcomes in women of reproductive age at more than two-years from excisional cervical treatment - a cross-sectional study. J Psychosom Obstet Gynaecol. 2019;40:128-137.

14 Michaan N, Loboda N, Ochshorn I, Tzur Y, Cohen A, Grisaru D, Laskov I. The Effect of Cervical Conization on Women's' Sexual Function and Psychological Health, A Prospective Observational Study. J Sex Med. 2022;19:257-262.

15 明智龍男. がん患者のうつ病・うつ状態. 現代医学 69; 2 :30-35..

16 宇津木 久仁子. 婦人科がん術後の排尿・排便・性交障害. 臨床婦人科産科 2009；63：1541-1547.

17 がん治療を開始するにあたって＜抗がん剤編＞
cancer_treatment_brochure_f_jp.pdf（j-sfp.org）

18 Kelvin JF, Steed R, Jarrett J. Discussing safe sexual practices during cancer treatment. Clin J Oncol Nurs. 2014;18:449-53.

19 Kulkarni A, Sun G, Manuppelli S, Mendez H, Rezendes J, Marin C, Raker CA, Robison K. Sexual health and function among patients receiving systemic therapy for primary gynecologic cancers. Gynecol Oncol. 2022;165:323-329.

20 Quinn BA, Deng X, Sullivan SA, Carter J, Bandyopadhyay D, Fields EC. Change in vaginal length and sexual function in women who undergo surgery ± radiation therapy for endometrial cancer. Brachytherapy. 2023;22:334-342.

21 Masters, W., & Johnson, V.（1966）. Human sexual response. Boston, MA: Little, Brown.

22 Roney JR, Simmons ZL. Hormonal predictors of sexual motivation in natural menstrual cycles. Horm Behav. 2013;63:636-45.

23 Kennedy SH, Dickens SE, Eisfeld BS, Bagby RM. Sexual dysfunction before antidepressant therapy in major depression. J Affect Disord. 1999;56:201-208.

24 Kaplan JR, Manuck SB. Ovarian dysfunction, stress, and disease: a primate continuum. ILAR J. 2004;45:89-115.

あとがき

私は2021年に大阪府・兵庫県の複数の医療機関と一般女性を対象に、「婦人科手術後のセクシュアリティに関する情報提供の実態」を調査し、次のようなことを見いだしました[1]。

- 性機能や性生活に関する医療者からの情報提供は十分ではない。
- 女性の側からは恥ずかしくて、医療者に質問しにくい。
- 医師や看護師も情報・知識不足を感じている。
- 女性の多くは、知人やインターネットから情報を得ようとしているが、情報量の少なさと信頼性の低さを感じている。
- 根拠に基づいた情報が資料として提供されることを望む女性が多い。

何とかできないか？と考えているとき、調査に協力してくださった医師、看護師、一般女性から、「手術やがん治療を専門とする医師の立場から、この分野の情報を、書籍として提供してほしい」という要望があり、本書を執筆することにしました。

執筆にあたっては、患者さん向けに発行されている海外の資料を参考にしつつ、「できるだけわかりやすく」「可能なかぎり最新の根拠に基づいて」を心がけました。本書が、婦人科手術を受ける女性やパートナーだけでなく、手術前・手術後のケアにかかわる医療者にとっても参考になれば幸いです。

本書の完成にあたり、大阪国際がんセンター婦人科および吹田徳洲会病院産婦人科の先生方から多くのアドバイスをいただきました。この場でお礼を申し上げます。

2023年５月１日

大阪国際がんセンター婦人科
部長・医学博士　馬淵 誠士

卵巣や子宮の手術・がん治療を受けるみなさまへ

手術後の性機能・性生活Q&A

2023年6月1日　初版第1刷発行

著　者　　馬淵 誠士
発行者　　岩本 恵三
発行所　　せせらぎ出版
https://www.seseragi-s.com
〒530-0043
大阪市北区天満1-6-8
六甲天満ビル10階
TEL. 06-6357-6916　FAX. 06-6357-9279

印刷・製本　モリモト印刷株式会社

ISBN 978-4-88416-297-9 C0047